AF461480

PUBLICATIONS DU *PROGRÈS MÉDICAL*

DEPOT LEGAL
Seine & Oise
N° 118
1878

RAPPORTS

DU

DIABÈTE

AVEC

L'ARTHRITIS

ET DE LA DYSPEPSIE AVEC LES MALADIES CONSTITUTIONNELLES

PAR

Le Dr J. CORNILLON

Ancien interne des hôpitaux de Paris, médecin consultant à Vichy.

PARIS

Aux bureaux du PROGRÈS MÉDICAL
6, rue des Écoles, 6.

V.A. DELAHAYE et Cie, libraires-éditeurs
Place de l'École-de-Médecine.

1878

d 118

PUBLICATIONS DU *PROGRÈS MÉDICAL*

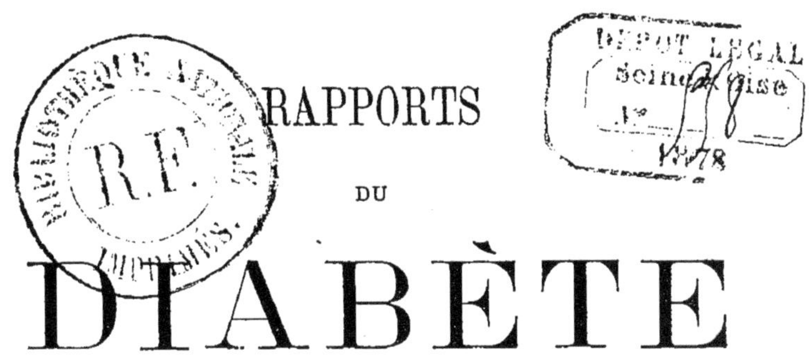

RAPPORTS DU DIABÈTE AVEC L'ARTHRITIS ET DE LA DYSPEPSIE AVEC LES MALADIES CONSTITUTIONNELLES

PAR

Le Dr J. CORNILLON

Ancien interne des hôpitaux de Paris, médecin consultant à Vichy.

PARIS

Aux bureaux du PROGRÈS MÉDICAL, 6, rue des Écoles, 6.

V. A. DELAHAYE et Cie, libraires-éditeurs, Place de l'École-de-Médecine.

1878

Td 118 10

PREMIÈRE PARTIE

RAPPORTS DU DIABÈTE AVEC L'ARTHRITIS

I.

En parcourant nos auteurs classiques, on est frappé du rôle que jouent la goutte et le rhumatisme dans l'évolution et la marche du diabète sucré. Tantôt, en effet, ces diverses maladies existent simultanément, vivant chacune de leur vie propre, tantôt, au contraire, elles alternent entre elles, en se modifiant l'une et l'autre. C'est probablement pour cela qu'on a regardé le plus souvent les manifestations de la diathèse arthritique, soit comme des coïncidences, soit comme des complications de la glycosurie. On peut à la rigueur envisager ainsi la question, lorsque le diabète apparaît le premier sur la scène morbide, mais quand il arrive en dernier lieu, c'est alors lui, si on veut être logique, qui devrait jouer le rôle de complication vis-à-vis de la goutte et du rhumatisme.

Bien que nous n'ayons pas été élevé à l'école de Bazin, nous sommes obligé de reconnaître avec lui que le diabète est ordinairement une manifestation de l'arthritis. Si nous

nous sommes rangé à cette opinion, ce n'est point par amour pour les doctrines du savant dermatologiste, que nous avons toujours regardé comme exagérées, mais c'est parce que les faits que nous avons observés, nous en faisaient un devoir. Au demeurant, nous n'avons pas été le premier à nous rendre à l'évidence ; avant nous, Marchal (de Calvi) avait avancé que le diabète n'est autre chose qu'une manifestation de la goutte, subordonnée comme tous les autres processus morbides du même ordre à la diathèse urique. Nous préférons en tout cas de beaucoup notre interprétation à celle de M. Durand-Fardel qui s'est cru obligé de créer, pour les besoins de la cause, une diathèse spéciale, dite glycosurique, à l'aide de laquelle il explique la plupart des accidents qui surviennent dans le cours de cette maladie.

II.

Rapports de la glycosurie avec la goutte et la gravelle.

En analysant les circonstances qui déterminent l'explosion de la goutte et du diabète, on est frappé de leur identité. Ce sont pour chacune d'elles, l'abus de nourriture succulente, de vins généreux et le manque d'exercice musculaire. Il en résulte que ces deux affections sont l'apanage presque exclusif des classes riches de la société. Et cela est si vrai que, dans la même famille, les uns sont diabétiques, les autres goutteux ; il arrive aussi parfois que certains membres sont l'un et l'autre.

La coexistence de la goutte et de la glycosurie ne saurait être niée, bien que M. Griesinger, sur 225 cas qu'il a observés, n'ait trouvé que quatre goutteux. Pour mon propre compte, j'en ai vu davantage sur cinq fois moins de malades. M. Durand-Fardel en a rencontré aussi beaucoup plus, toute proportion gardée. Ces singulières différences ne tiennent pas au hasard, mais bien à ce qu'on ne s'entend pas sur le sens du mot goutte : les uns regardant comme goutteux des gens qui offrent seulement des manifestations internes, tandis que les autres réservent cette dénomination uniquement aux porteurs de dépôts tophacés.

Si la coexistence de la goutte et du diabète est un fait admis, il est plus difficile de déterminer quelle est celle de ces deux maladies qui ouvre la scène morbide parce que les renseignements manquent, ou sont incomplets sur plusieurs points. D'après ce que nous avons vu, dit M. Durand-Fardel, il n'y a rien de régulier : tantôt c'est le diabète qui commence, tantôt au contraire, c'est la goutte. Dans le premier cas, l'apparition de l'accès imprime à la glycosurie une allure toute spéciale qui lui a valu le nom de diabète goutteux, se différenciant des autres formes par sa bénignité, et la petite quantité de déperdition de matières sucrées. D'autre part, lorsque le diabète apparaît chez un goutteux, les accès sont amendés sans pour cela disparaître, et sans prendre un caractère de chronicité. L'élimination des matières sucrées qui n'est jamais énorme, joue ainsi le rôle de dérivatif.

L'alternance, qui s'établit dans ces cas, donne parfois lieu à de singuliers phénomènes. M. Marchal (de Calvi) raconte qu'un de ses malades, dès qu'il n'a plus de sucre dans ses urines, éprouve des accès violents de goutte. C'est ainsi qu'une fois il se produisit une sciatique rebelle qui ne céda qu'à des cautérisations à l'acide nitrique. Il vit souvent la cessation de la glycosurie être suivie d'accidents très-douloureux, si bien qu'il conseilla l'emploi des féculents afin qu'il eût constamment 8 à 10 gr. de sucre.

Il arrive parfois qu'au lieu d'alterner ensemble, ces

deux maladies se succèdent l'une à l'autre, et le plus souvent c'est le diabète qui remplace la goutte dont les accès sont supprimés. Dans ce cas, alors, l'élimination journalière de substances glycosiques est considérable (100 à 200 grammes dans les 24 heures), les autres phénomènes morbides : soif, polyurie, affaiblissement, sont portés à un point extrême, ce qui ne s'observe point lorsqu'il y a alternance complète entre ces deux manifestations de la diathèse urique. — J'ai vu plusieurs exemples de cette succession pathologique, et toujours c'était le diabète, et une forme des plus graves, qui remplaçait la goutte. — Je me souviens notamment d'un ancien officier qui avait eu autrefois des accès de goutte et qui portait au médius gauche un petit tophus dont l'origine remontait à plusieurs années, et qui était devenu très-fortement glycosurique. Depuis l'apparition du diabète, les accès goutteux avaient cessé.

Cette évolution presque simultanée de la goutte et de la glycosurie, l'alternance qui s'établit entre elles, la succession fréquente du diabète à la goutte, ne sont-elles point une preuve péremptoire que ces deux processus morbides sont des manifestations diverses de la même diathèse, l'arthritisme ?

Quant à la gravelle urique, aux calculs vésicaux, on en a fait, tantôt une complication, tantôt une coïncidence, parfois un épiphénomène de la glycosurie, mais jamais on ne les a considérés comme une manifestation morbide dérivant de la même diathèse. C'est l'opinion de M. Bouchardat qui regarde la gravelle urique comme une complication rare de la glycosurie. M. Durand-Fardel va plus loin : « jusqu'à présent, dit-il, nous ne pouvons voir dans la coïncidence de la gravelle avec le diabète qu'un simple rapprochement dont il convient d'étudier le caractère, mais qui ne se rencontre que dans des cas limités, quelle que soit leur fréquence relative ». Il est très-étonnant de lire de semblables phrases lorsqu'on a tant insisté, M. Bouchardat surtout, sur la surabondance d'excrétions d'acide urique, et, par conséquent, sur son excès dans le sang à l'état d'urate de soude, chez la plupart des glycosuriques. Il est vrai qu'il ajoute plus loin dans son Traité de la glycosurie (page 84), que si les diabétiques produisent plus d'acide urique que dans l'état normal, cet acide ne s'accumule pas habituellement à l'état d'urate de sodium dans le sang des glycosuriques, et ne se concrète pas dans leurs cartilages pour constituer la goutte, ou ne se dépose pas dans leur vessie pour former des calculs. — Il est régulièrement excrété par les reins et éliminé par la vessie. — Si les choses se passaient de la sorte, il serait absolument irrationnel de conclure à l'identité de nature entre la glycosurie et la gravelle, mais les faits viennent prouver que, dans le cours du diabète, l'acide urique ne dédaigne pas de se déposer dans les cartilages, et de former des graviers dans le rein. — Marchal (de Calvi) regarde même la gravelle chez des individus gros et gras comme une prédisposition au diabète.

Bence Jones va plus loin que les auteurs français ; dans un article publié en 1853, (in *Medico-chirurgical Transactions*), il prétend que c'est le régime suivi par les diabétiques qui est la cause de la formation de graviers rénaux. — Pour lui ce serait une véritable dyspepsie, une digestion imparfaite des éléments azotés qui amènerait cette production considérable d'acides, et c'est à la diète animale qu'il faudrait attribuer cet excès. — Cette théorie, comme celles que nous venons d'examiner est toute spécieuse : elle n'a les apparences de la réalité que dans les cas où la gravelle suit ou accompagne le diabète ; mais quand elle le précède, qu'elle s'est déclarée longtemps avant son apparition, il faut chercher une autre explication.

Sans nier d'une façon absolue, l'influence du régime animal sur la production de la gravelle urique durant le cours du diabète, nous ne croyons pas que cette influence puisse nous donner l'explication complète de tous les faits observés jusqu'ici. — Car fréquemment nous avons vu des malades ayant eu jadis de violentes coliques néphrétiques avec expulsion de graviers devenir fortement glycosuriques. Or, dans ces cas nombreux, on ne saurait attribuer au régime animal, comme le veut Bence Jones, la formation exagérée de cet acide urique, puisque la plupart de ces individus étaient soumis au régime herbacé. Il faut voir dans cette succession pathologique une manifestation non équivoque d'une même diathèse.

Dans le diabète et la gravelle, il se passe les mêmes phénomènes que dans le diabète et la goutte : tantôt il y a alternance complète, tantôt au contraire la glycosurie succède définitivement à la lithiase rénale, et la remplace. Dans le premier cas, qui est de beaucoup le plus rare, il se produit une espèce de correction tout à fait semblable à celle qu'on observe dans le diabète goutteux : l'élimination sucrée ne dépasse pas quelques grammes dans les 24 heures, et d'un autre côté les coliques néphrétiques sont loin d'être aussi violentes que lorsqu'il n'y a pas en même temps glycosurie. — Cette alternance ne me paraît pas encore parfaitement établie, car jusqu'ici je n'ai été témoin que d'un seul fait de ce genre. Par contre, j'ai vu fréquemment le diabète succéder à la gravelle urique ; dans ces cas alors, il n'y a plus d'expulsion de graviers, plus de coliques, plus de douleurs lombaires. — Mais d'autre part, les déperditions glycosiques atteignent des proportions énormes. J'ai recueilli sur ce point quelques observations très-concluantes : chez un de mes malades, les manifestations de la gravelle avaient disparu depuis trois ans, lorsque survint le diabète. A l'époque où cet homme fut traité par moi, il urinait 300 grammes de sucre environ dans les 24 heures. — Un autre n'avait pas expulsé de graviers ni ressenti de coliques néphrétiques depuis un an, lorsque le diabète fut reconnu et soigné : il éliminait quotidiennement 150 grammes de glycose.

Peut-on voir dans ces faits, et dans bien d'autres que je passe sous silence, une simple coïncidence? nous ne le croyons pas. — Doit-on au contraire considérer la glycosurie comme une complication de la gravelle urique? pas davantage. — En effet, lorsque durant une maladie chronique il survient des phénomènes graves dans des organes primitivement sains, jamais les symptômes de l'affection première ne disparaissent, ils s'aggravent plutôt. Prenons un exemple : la néphrite chronique avec albuminurie s'accompagne fréquemment de phthisie pulmonaire qui entraîne la mort. Cette évolution tuberculeuse n'empêche pas l'affection rénale de parcourir toutes ses périodes, et l'albumine, loin de diminuer dans les urines, ne fait qu'augmenter. — Il ne se passe rien d'analogue, lorsqu'à la goutte ou la gravelle vient s'ajouter la glycosurie ; l'affection première cesse ou diminue : il se fait une véritable transformation qui ne se remarque que dans les maladies qui ont la même origine diathésique (1).

III.

Rapports du diabète avec le rhumatisme.

On ne s'entend pas ordinairement sur le sens donné au mot rhumatisme.—Pour le vulgaire il est synonyme de douleur, et il comprend ainsi la plupart des souffrances, qu'elles soient articulaires ou musculaires. — Citons un exemple

---

(1) Consultez aussi sur ce sujet intéressant : Charcot. — *Leçons sur les maladies des vieillards*, p. 93-107.

se rattachant directement à notre sujet : les douleurs que les glycosuriques ressentent dans le dos et les membres inférieurs sont attribuées par eux au rhumatisme, tandis que c'est une tout autre cause qui les engendre. Avec ce faux système d'interprétation, on arrive à se heurter contre des écueils, lorsque l'on veut attribuer au rhumatisme l'origine d'une affection déterminée.

Je sais très-bien qu'on a fait jouer souvent à cette diathèse un rôle étiologique absolument erroné, à cause de sa fréquence ; mais dans la glycosurie la relation nous paraît si directe, si positive qu'il ne nous a pas été possible de la passer sous silence. — Cette relation du reste n'a pas été méconnue par les auteurs. M. Durand-Fardel en a observé 20 exemples sur 271 diabétiques ; et il ajoute : « Si, dans un certain nombre de faits, je vois signalée l'absence de tout rhumatisme, le silence des autres ne saurait avoir la même signification. » Ce qui veut dire en termes vulgaires: si je n'en ai pas observé davantage, c'est qu'il ne m'a pas été possible d'obtenir plus de renseignements de mes malades. Ces 20 cas de rhumatismes se divisent ainsi : 4 rhumatismes musculaires, 16 rhumatismes articulaires chroniques.

Six fois j'ai vu le diabète succéder à des manifestations rhumatismales diverses. Dans le premier cas, la glycosurie fut reconnue 17 ans après l'apparition de douleurs rhumatismales articulaires très-vives, pour lesquelles on conseilla Dax. — Le second malade ressentait depuis fort longtemps des douleurs musculaires vagues qui avaient nécessité l'emploi de l'eau de Baréges sur place, quand il devint diabétique. — Le troisième avait éprouvé 27 ans avant sa glycosurie une sciatique extrêmement violente dans le membre pelvien droit. — Depuis cette époque, il ressentait fréquemment des douleurs dans les cous-de-pied, les genoux. Ajoutons pour être complet que sa sœur est humatisante et va, chaque année, passer quelques semaines à Evaux. Les trois derniers nous montreront mieux que les précédents, les rapports qui existent entre le rhumatisme et le diabète.

M. L..., négociant à Bordeaux, eut un rhumatisme articulaire aigu généralisé dont il souffrit plusieurs semaines. Pendant toute la durée de cette affection, il était tourmenté par une soif violente. Une fois guéri, cette sensation disparut, mais un an après, elle recommença en s'accompagnant d'amaigrissement et de faiblesse. On analysa alors les urines, elles renfermaient 36 gr. de glycose par litre. Depuis lors, le diabète s'est confirmé.

M. de M..., habitant un des départements du centre, éprouva, il y a 18 ans, un rhumatisme articulaire aigu généralisé, dont il guérit assez rapidement. Au mois de juin dernier, nouvelle atteinte, toutes les jointures, petites et grosses, furent prises, mais la fièvre, constamment modérée, cessa promptement sous l'influence du sulfate de quinine. Il ne survint pas de complication cardiaque, mais comme la soif était extrême, on analysa les urines, elles renfermaient 68 gr. de glycose par litre. Ce malade nous fut adressé, à Vichy, en août 1877, il ne restait plus que de la roideur articulaire dans les épaules et les genoux, avec 12 grammes de sucre par litre.

M. G.., habitant ma localité, fut pris au mois d'octobre 1877, de douleurs articulaires subaiguës dans les genoux et les cous-de-pied. Tout mouvementétait impossible, tant il y avait de gonflement. La fièvre, bien que pas très-vive, s'accompagnait d'abattement, de soif, de sécheresse de la langue. Je fis examiner les urines le 5e jour, elles renfermaient 63 gr. de glycose par litre ; je le soumis immédiatement au traitement alcalin, je lui prescrivis un régime spécial. Trois semaines après, elles n'en contenaient plus que 12 gr. Au moment où je suis parti pour Paris, ce malade n'était pas encore remis de son affection articulaire (1).

Le rhumatisme nous paraît être, dans ces trois cas, le point de départ de la glycosurie. Car avant l'affection articulaire ces malades étaient tous bien portants, ne se plaignant ni de soif ni d'affaiblissement, ni de polyurie, ni d'amaigrissement. Je me plais à insister sur ces différents points, car je me suis demandé plusieurs fois si le diabète

---

(1) Actuellement, le rhumatisme ne se traduit plus que par de la roideur dans les genoux. Ce qui n'empêche pas le malade de se lever et de se promener dans sa chambre. Quant aux urines, elles ne renferment plus que 5 grammes de glycose par litre,

n'existait pas déjà, lorsque la phlegmasie articulaire s'est déclarée. Eh bien, malgré toutes les recherches auxquelles je me suis livré auprès de ces malades, et auprès de leur médecin ordinaire, je n'ai rien découvert qui m'autorisât à faire une semblable supposition.

Dans les faits que nous venons de rapporter le diabète paraît donc succéder manifestement au rhumatisme. La réciprocité existe-t-elle? Un rhumatisme articulaire aigu ou subaigu peut-il se développer pendant le cours de la glycosurie? Les exemples de ce genre ne sont pas très-nombreux. Pour mon compte je n'en ai jamais vu, et je n'en ai rencontré que trois cas dans les auteurs : l'un est dû à Betz, les deux autres à M. Durand-Fardel. Chez ces deux derniers la glycosurie augmenta après la guérison.

L'alternance que nous avons constatée très-nettement dans le diabète chez le goutteux existe-t-elle au même titre dans le diabète chez le rhumatisant? Quelle est l'influence de ces deux affections l'une sur l'autre? Y a-t-il un diabète rhumatismal?

Ce que nous avons vu dans notre pratique personnelle nous oblige à reconnaître que les douleurs soit musculaires, soit fibreuses chroniques, ne sont nullement modifiées ni dans leur acuité, ni dans leur durée par l'apparition de la glycosurie. Les malades continuent à souffrir comme par le passé, notre troisième observation en est un exemple ; d'un autre côté, ces douleurs erratiques, vagues, frappant indistinctement les systèmes musculaires et fibreux, n'empêchent pas les déperditions sucrées d'atteindre des proportions exagérées. — Aussi nous n'hésitons pas à croire que l'influence réciproque de ces deux processus morbides l'un sur l'autre est absolument nulle, et que le diabète rhumatismal n'existe pas.

Que devient le sucre pendant le cours d'un rhumatisme articulaire aigu? Dès les premiers jours, il diminue dans les urines, et la polyurie disparaît peu à peu. — Il semblerait qu'il se fait là une véritable correction, contrairement à ce qui a lieu dans les formes chroniques (musculaire et fibreuse) de la diathèse rhumatismale. Cette correction n'est point réelle, car la diminution de la glycose n'influe en rien sur la marche de l'affection aiguë qui parcourt toutes ses périodes sans être enrayée. — Donc cet amoindrissement des déperditions sucrées pendant un rhumatisme articulaire aigu ne doit pas être imputé au rhumatisme lui-même. — Au reste il se passe le même phénomène lorsqu'une phlegmasie vient à frapper un organe quelconque chez un diabétique : le sucre disparaît peu à peu des urines. — M. Nicaise rapporte l'observation d'un homme chez qui la glycose tomba de 50 gr. à 12 gr. par litre pendant un phlegmon étendu du dos. — J'ai vu une semblable disparition chez un malade atteint de pneumonie, le sucre diminua rapidement dès qu'il y eut fièvre, et trois jours après, il n'y en avait plus de trace, mais aussitôt la phlegmasie guérie nous en constatâmes quelques grammes dans les urines. — Une autre fois nous fûmes témoin d'une semblable modification chez un glycosurique qui succomba à un vaste phlegmon du dos; aussitôt que la fièvre se montra, la glycose tomba de 75 gr. à 43 gr. — Ainsi que, dans toutes les autres maladies de nature inflammatoire, la diminution de la glycose dans le cours d'un rhumatisme articulaire aigu chez un diabétique doit être attribuée à l'apparition de la fièvre.

Cela est si vrai que, dès que l'élément fébrile a cessé, le sucre revient, et augmente très-rapidement. M. Durand-Fardel a été témoin deux fois de cette particularité.

IV.

Rapport du diabète avec la lithiase biliaire.

De toutes les manifestations arthritiques, je n'en connais pas de mieux établie que la lithiase biliaire. — Trousseau dans ses cliniques, faisait souvent ressortir les liaisons qui existent entre cette affection et le rhumatisme articulaire aigu, si bien qu'il regardait à juste titre ces deux processus morbides, comme l'expression d'une même diathèse. M. Willemin (de Vichy) rattache complétement les calculs du foie, à la goutte ; M. Senac, dans un excellent travail, montre clairement les rapports nombreux qui existent entre cette maladie et les diverses manifestations de l'arthritis (goutte, gravelle, rhumatisme, éruptions cutanées, etc.).

La lithiase biliaire, pas plus que le diabète, n'est une entité morbide distincte ; l'un et l'autre sont sous la dépendance de la même diathèse. Si jusqu'ici les auteurs n'ont pas su rattacher ensemble ces deux processus, préciser les points qui les rapprochent et ceux qui les différencient, c'est que leur attention n'a pas été attirée de ce côté. — Comme dans la goutte et la gravelle urique, la glycosurie succède à la lithiase biliaire, et la remplace. J'ai été témoin de trois faits de ce genre.

Mme B..., du département de la Côte-d'Or, ressentit, il y a quinze ans, les premières atteintes de son affection calculeuse. Depuis cette époque, elle avait généralement plusieurs coliques chaque année ; au mois d'avril 1875, elle eut un accès tellement fort qu'on l'envoya boire les eaux de Vichy. Elle se plaignait alors d'une soif extraordinaire qui la tourmentait nuit et jour et nullement de son foie. J'examinai les urines et découvrit 35 gr. de glycose par litre. Depuis cette époque, madame de B... n'a plus ressenti de coliques.

Le second fait est celui d'un méridional qui, il y a cinq ans, éprouva de violentes coliques hépatiques pour lesquelles il visita Vichy. Sous l'influence du traitement alcalin, elles ne reparurent plus. Seulement, l'an dernier (1876), il s'aperçut qu'il urinait abondamment, buvait plus que de coutume, et avait la bouche sèche le matin au lever. On fit analyser les urines, elles renfermaient 45 gr. de sucre par 1000 gr. de liquide.

Le troisième cas est celui d'une dame de Saint-Etienne qui (il y a douze ans) eut des coliques hépatiques intenses à la suite d'un violent chagrin. Elles cessèrent complétement à la suite d'une saison à Vichy, mais deux ans après la disparition de lithiase biliaire, cette malade devint diabétique.

Les observations que nous venons de relater ont deux points communs : 1° le diabète a, dans tous les cas, succédé aux coliques hépatiques ; 2° aussitôt qu'il est survenu, les manifestations douloureuses de la lithiase biliaire ont cessé. — En somme, il s'est opéré une véritable transformation pathologique, beaucoup plus complète que celle que nous avons signalée dans le diabète goutteux, puisque la maladie première s'est effacée entièrement pour faire place à une autre.

Quelle est la raison de cette transformation morbide? Doit-on la chercher dans les troubles apportés à la fonction glycogénique du foie par la colique hépatique? Je ne serai pas éloigné d'admettre que la congestion considérable qui survient à la suite d'un accès, congestion se renouvelant incessamment, joue un grand rôle dans la production de la glycosurie. — Ce dont je me rends moins compte, c'est de la cessation complète de l'affection lithiasique, une fois que le diabète est confirmé. — Avis aux chercheurs.

V.

Rapports du diabète avec les dermatoses.

Pas n'est besoin pour être arthritique, d'avoir eu des accès de goutte ou de rhumatisme. Combien de fois, en effet, n'avons-nous pas vu des gens, en apparence bien portants, montrer sur leur organisme les traces de ce vice constitutionnel? Tel individu qui est affecté d'eczéma des oreilles, du cuir chevelu, d'acné pseudo-syphilis de la face, ou bien encore d'érythème polymorphe généralisé, est manifestement diathésique, bien qu'à aucune époque de sa vie il n'ait ressenti de souffrances dans les jointures ni dans les muscles. — L'arthritis imprime aux différents processus morbides qui en dérivent une physionomie spéciale qui permet de les différencier, à première vue, d'autres processus ayant la même allure en apparence, mais qui ne reconnaissent pas la même origine constitutionnelle.

Les relations du diabète avec les dermatoses sont connues depuis longtemps; le prurit vulvaire est même un des meilleurs signes de la glycosurie. — Ajoutons que souvent il met sur la voie du diagnostic, et que si on analysait scrupuleusement les urines de toutes les femmes qui s'en plaignent, le cadre du diabète s'élargirait considérablement. — Quoique moins commun, l'eczéma du cuir chevelu et des membres inférieurs (dont la nature arthritique n'est guère discutable) se déclare assez fréquemment dans le cours de cette maladie. Pour mon propre compte, j'en ai observé deux cas bien tranchés :

Le premier a trait à un homme robuste, en apparence de

bonne santé, qui portait depuis de longues années un eczéma du cuir chevelu survenu, disait-il, à la suite d'une immersion dans de l'eau de Vichy. Ce malade était en outre tourmenté par une soif violente, ce qui m'engagea à examiner les urines : elles renfermaient une notable proportion de glycose.

Le second est un ancien capitaine au long cours dont un frère est mort du diabète et qui a une sœur affectée de la même maladie. Depuis nombre d'années, il souffre d'un eczéma du cuir chevelu qui a déterminé une calvitie fort étendue. A la marge de l'anus, il porte une éruption tout à fait analogue. Lorsque je le vis pour la première fois, son urine contenait 16 gr. de sucre par litre.

Je n'ai vu qu'une seule fois le psoriasis se développer pendant le cours de la glycosurie. C'était chez un homme, dans la force de l'âge, et très-diabétique. L'éruption occupait la plus grande étendue du mollet droit et ne s'accompagnait que d'une très-légère démangeaison. Sous l'influence d'un traitement long et sévère, les déperditions sucrées s'amoindrirent considérablement, mais l'éruption persista. Ce qui ne m'étonna nullement, la tenacité étant un des caractères principaux du psoriasis.

Les quelques exemples de dermatoses que nous venons de signaler pendant le cours du diabète suffiront, je pense, pour montrer, une fois de plus, les liens qui rattachent cette maladie à l'arthritisme.

D'après tout ce que nous venons de dire, on pourrait croire que toujours la glycosurie est une manifestation palpable de la diathèse arthritique; telle n'est point notre pensée. — Il est des cas où il est impossible de découvrir les moindres traces de vice constitutionnel soit chez les ascendants, soit chez le sujet lui-même. — Ces faits, certes, sont tout à fait exceptionnels; et si les malades qu'on interroge comprenaient toujours la valeur qu'on attache à leurs réponses, il est évident que ces exceptions seraient plus rares.

Au surplus, lors même que le diabète n'apparaîtrait pas toujours après la ou le rhumatisme, doit-on pour cela le rejeter dehors du adre des manifestations ar-

R.F.

thritiques? Evidemment non. Car chaque jour nous voyons des coliques hépatiques se montrer avant toute autre manifestation diathésique, et dans d'autres processus morbides, on constate les mêmes particularités. — N'arrive-t-il pas parfois que l'endocardite et la péricardite précèdent de quelques jours l'évolution articulaire du rhumatisme aigu? Il n'est pas nécessaire de multiplier les cas de ce genre pour démontrer l'exactitude des faits que nous avançons.

VI.

Preuves tirées de l'hérédité.

Preuves tirées de l'hérédité. — C'est par la voie de l'hérédité que se transmettent la plupart des maladies constitutionnelles. L'enfant emprunte le plus souvent au père et à la mère, leurs vices et leurs vertus, leurs qualités et leurs défauts physiques. Dans quelles proportions cet emprunt se fait-il? C'est ce qu'il est difficile d'établir. — Cependant, dans les affections du système nerveux, on peut avancer hardiment que le fils tient de la mère, la fille du père, c'est-à-dire que l'hérédité est croisée. Il n'y a pas trop d'exceptions à cette règle. — Dans d'autres cas, cet emprunt ne s'effectue point ; l'enfant ne possède aucun des attributs pathologiques de ses parents directs, il tient plutôt des collatéraux ou de ses aïeux. Cette bizarrerie est d'un grand enseignement ; elle nous prouve que dans une même famille les états diathésiques persistent, mais que leurs principales manifestations, subissent souvent de profondes modifications suivant les prédispositions individuelles.

On trouve tous les jours des exemples de ces modifications dans les diathèses. — Ne voit-on pas souvent, en effet, des rhumatisants et des goutteux engendrer des êtres affectés tôt ou tard de coliques hépatiques ou d'asthme? — Est-ce à dire pour cela que la diathèse arthritique ait disparu chez les descendants? Evidemment non; mais certaines de ses manifestations ont subi des modifications appropriées au milieu et aux idiosyncrasies. Cela est si vrai, que cet asthmatique et ce lithiasique pourront engendrer à leur tour des individus franchement goutteux ou rhumatisants. — Il n'y a guère que les diathèses cancéreuses et tuberculeuses qui fassent exception à cette règle. — En effet, le tubercule et le cancer, passent d'une génération à l'autre, sans présenter la plus légère modification dans leur évolution. — Souvent même, ils occupent chez les descendants les mêmes régions que chez les ascendants. — Quant au diabétique, tantôt il engendre un diabétique, tantôt au contraire, c'est à un goutteux ou à un rhumatisant qu'il donne naissance, — comme dans toutes les manifestations pathologiques dépendant de l'arthritis, la réciprocité existe. — En effet, les exemples de goutteux ayant produit des glycosuriques ne sont pas rares.

C'est pour n'avoir pas saisi ces principes généraux concernant la transmission des diathèses, que les auteurs ont écrit des choses inexactes sur l'hérédité de la glycosurie.— Examinons; M. Bouchardat, dans son *Traité du Diabète*, page 173, s'exprime ainsi : « J'ai été assez souvent consulté par plusieurs frères atteints les uns et les autres de glycosurie. Ces cas, chaque année, j'en observe, et mon attention est tellement éveillée de ce côté, que consulté par un malade, j'ai fait découvrir la glycosurie chez son frère, qui ne soupçonnait pas en être atteint. — J'ai donné mes soins à trois frères glycosuriques, je les revois encore de temps à autre. Cependant ces faits ne suffisent point absolument pour décider la question de l'hérédité, car ils frappent, quand ils se rencontrent, l'esprit du médecin ; il faudrait compter. — Je crois plutôt à la prédisposition fraternelle.

Puis, ne l'oublions pas, les enfants imitent souvent les mauvaises habitudes hygiéniques de leurs parents. » — Ainsi pour M. Bouchardat, tout se résume en une question d'imitation. On pourrait tenir le même langage pour la plupart des diathèses, et notamment pour la goutte ; on pourrait dire que si les enfants deviennent goutteux, c'est qu'ils ont suivi le même régime que leurs proches. — Avec cette manière de procéder, on expliquerait la transmission héréditaire des maladies, sans trop de frais d'intelligence. M. Durand-Fardel ne se prononce point sur ce grave sujet ; dans son *Traité du Diabète*, il se contente seulement d'énumérer les cas où cette transmission est très-catégorique, sans conclure ni pour, ni contre l'hérédité de la glycosurie.

Bien que cette maladie soit de date toute récente, les données cliniques sont assez nombreuses pour qu'on puisse être affirmatif. — Blumenbach a insisté avec beaucoup de force sur la transmission héréditaire du diabète. Isenflamm rapporte le fait très-remarquable de sept enfants atteints successivement de glycosurie. W. Prout a observé quatre cas de ce genre : l'un est celui d'un jeune homme, dont la mère et l'oncle avaient succombé à cette maladie ; le second, celui d'une dame de 50 ans, dont le frère et la sœur étaient morts diabétiques. Dans le troisième, il s'agit d'une jeune fille de 10 ans, dont le père avait été affecté de la même maladie; enfin, le quatrième, est celui d'un homme de 54 ans, qui succomba comme son père au diabète. Le docteur Storer a rencontré trois cas de diabète dans une même famille, chez un frère, une sœur et sa fille ; le père était mort de cette maladie. — Dans un cas rapporté par Leigh Thomas, trois frères étaient atteints du diabète. — (Bouchardat, *Traité de la Glycosurie*, et Durand-Fardel, *Traité du Diabète*.)

Pavy, cité par ce dernier auteur, raconte les faits suivants : un homme de 68 ans était diabétique, ainsi que deux sœurs et un frère. Un diabétique de 23 ans avait vu mourir son père et une tante de cette maladie. Un homme de 60 ans avait perdu, 9 ans auparavant, un fils de 23 ans, du diabète. Cette maladie fut observée encore chez un Clergyman, âgé de 30 ans, et son frère aîné ; chez un malade, dont deux frères avaient succombé au diabète. Un garçon de 13 ans mourut du diabète et une sœur âgée de 9 ans devint diabétique quelque temps après ; il en arriva ainsi de la mère d'un jeune garçon qui était mort quelque temps avant d'un diabète rapide. Wagner a vu mourir du diabète un homme dont le père avait succombé à la même maladie.

M. Durand-Fardel a vu un diabétique, âgé de 32 ans, dont le père et le frère étaient morts du diabète, le premier à 41 ans, le second à 27 ans. Quant à moi, j'ai observé plusieurs cas de transmission de la glycosurie par voie d'hérédité. L'an dernier, j'ai soigné, à Vichy, un homme de la campagne, d'une cinquantaine d'années, qui était fortement diabétique et dont le père était mort de la même maladie. Cette année, j'ai traité un haut employé de l'administration qui urinait chaque jour une quantité énorme de sucre, et dont le père avait succombé au diabète.

Ces deux faits ne suffiraient point, il est vrai, pour conclure que la glycosurie peut se transmettre des parents aux enfants, si la connaissance complète de cette maladie ne remontait pas à moins de quarante ans. Mais qu'on nous permette de faire remarquer que les personnes que nous traitons actuellement, ont généralement perdu leurs père et mère depuis longtemps, ignorant la plupart la cause de leur mort. Quand nous les interrogeons sur ce sujet, ils se contentent de nous dire que, comme eux, ils souffraient d'une soif intolérable, qu'ils urinaient beaucoup, qu'ils étaient très-affaiblis, et que leurs médecins ignoraient l'affection à laquelle ils avaient affaire. Si, dans nos relevés, nous tenions compte de ces données vagues, le chiffre de la transmission du diabète des parents aux enfants serait beaucoup plus élevé. D'un autre côté, les descendants de nos malades actuels, sont encore beaucoup trop jeunes pour que la glycosurie ait eu le temps de se développer, mais maintenant que l'attention est dirigée sur ce point, je suis persuadé que dans quelques années on s'apercevra que souvent le diabète se transmet par voie d'hérédité des parents aux enfants.

Il arrive parfois que parmi les ascendants il n'y a aucun indice, aucune trace apparente palpable de cette maladie, aucune prédisposition héréditaire appréciable, et cependant les enfants sont glycosuriques. Ainsi, j'ai vu l'an dernier un malade d'un des départements du Midi qui vint me consulter pour une soif intense, dont il souffrait depuis quelques années. Je reconnus sur le champ que j'avais affaire à un diabétique, et, en effet, l'urine de notre malade renfermait 20 grammes de sucre par litre. Sa sœur vient à Vichy tous les ans pour la même affection.

D'autres fois, c'est entre l'oncle et le neveu que la prédisposition héréditaire se montre : il y a deux ans, j'ai donné mes soins à un malade du département de la Gironde, très-glycosurique, dont l'oncle était mort du diabète.

Ces exemples de transmission, que nous avons puisés à différentes sources, suffisent largement pour qu'on puisse conclure hardiment que la glycosurie est une maladie essentiellement héréditaire.

Nous venons de voir qu'un diabétique engendre souvent un diabétique, nous allons voir maintenant qu'il peut produire aussi des goutteux. M. Charcot dans ses *Leçons sur les maladies des vieillards*, signale un fait très-bizarre de transmissibilité de la glycosurie et de sa connexion avec l'arthritisme. Voici ce fait :

Père, brasseur, colosse, diabète, mort phthisique à 48 ans.
Mère, lymphatique, sciatique.

1er fils, brasseur, scrofule, kératite, rhumatisme? obésité, diabète à 50 ans ; vit encore.

2e fils, brasseur, goutte à 25 ans, obésité, diabète; mort dans le délire.

3e fils lymphatique, goutte à 30 ans, diabète; mort accidentelle.

4e fils, habitudes alcooliques, obésité, mort de cirrhose.

5e fils, kératite, goutte, obésité, diabète, mort phthisique à 48 ans.

Fille, goutte, obésité, vit encore.

Petite fille, goutte, obésité, vit encore.

En résumé, quatre enfants ont hérité directement de la maladie de leur père, deux ont eu la goutte, et la petite fille a été atteinte de cette dernière affection. Enfin, dans trois cas, le diabète et la goutte ont coïncidé ensemble. Jamais nous n'avons observé de fait où la transmissibilité de la glycosurie et sa connexion avec l'arthritis soient aussi tranchées que dans celui de M. Charcot; cependant, nous avons vu une dame d'une soixantaine d'années, mourir du diabète, et laisser une fille qui est actuellement graveleuse, nous avons vu également dans la même famille un jeune homme être frappé de la goutte, tandis que son frère était glycosurique.

A leur tour les goutteux engendrent des diabétiques : un glycosurique d'une cinquantaine d'années que je soigne depuis longtemps est le fils d'un goutteux. J'ai traité également cet été, un jeune homme qui urinait 45 grammes de glycose par jour et dont le père avait succombé à une affection de nature goutteuse. Au mois d'octobre 1875, j'ai perdu un malade de 35 ans, d'un anthrax du dos, qui éliminait 300 grammes environ de sucre par jour, et dont le grand-père était mort de la goutte, tandis que sa grand'-mère succombait à une affection du foie. Nous avons vu deux fois des graveleux produire des diabétiques : M. P., du département de la Gironde, dont nous avons parlé plus haut, est le fils d'une personne qui a autrefois souffert de coliques néphrétiques, et qui aujourd'hui a des calculs dans la vessie. M. B.-D. A., très-glycosurique, est le petit-fils d'un graveleux.

Il ressort clairement des faits que nous avons observés nous-même, de ceux que nous avons recueillis dans des auteurs recommandables, qu'au point de vue de la transmissibilité, les liens qui rattachent le diabète à la diathèse arthritique, sont saisissables et ne sauraient être discutés sérieusement. Ils prouvent en outre surabondamment que la goutte, le rhumatisme, la glycosurie, la gravelle, ainsi qu'un certain nombre d'autres manifestations morbides, dépendent du même vice constitutionnel.

DEUXIÈME PARTIE

RAPPORTS DES DYSPEPSIES AVEC LES MALADIES CONSTITUTIONNELLES

I.

Au point de vue physiologique, l'estomac occupe une très-vaste place dans l'économie, car c'est de son fonctionnement régulier que dépend le jeu exact de tous nos autres organes. — Acteur principal de la digestion, il fait entrer dans la circulation les principes réparateurs nécessaires pour remédier aux déperditions quotidiennes et maintenir les forces dans un état toujours identique. En favorisant l'assimilation, il arrête les progrès de la désassimilation et établit ainsi l'équilibre entre les recettes et les dépenses.

Son rôle est donc considérable puisqu'il touche à tous les systèmes sans exception; il en résulte que s'il devient malade, tous les autres organes sont frappés par contre coup, tant dans leur constitution propre que dans leurs attributions naturelles; c'est ainsi que chez les vieux dyspeptiques il survient de la faiblesse générale par suite de l'atrophie des muscles, c'est ainsi qu'il survient de la tristesse, de la mélancolie par suite de l'ébranlement du système nerveux ; d'autre part, le sang étant moins riche en globules, de l'anémie se déclare; enfin, les organes des sens ne recevant plus l'impulsion nécessaire, les sensations, les impressions sont plus vagues et moins complètes.

Les fonctions qui sont propres à l'estomac, nous rendent parfaitement compte de cet état de souffrance générale, lorsque ce viscère est directement lésé. Ce qui est plus extraordinaire, c'est qu'il participe, lui aussi, aux souffrances des autres organes. Il n'est pas, en effet, de maladie aiguë intéressant un système quelconque qui persiste pendant quelques jours, sans qu'il survienne de la dyspepsie : la pneumonie, les affections aiguës de la plèvre et des bronches, sont des exemples frappants de cette particularité. Il suffit, du reste, qu'il y ait fièvre sans même accompagnement d'inflammation d'organe, pour qu'il y ait immédiatement un retentissement du côté de l'estomac. Ne voit-on pas, en effet, tous les jours, des gens atteints de fièvre intermittente, éprouver de l'anorexie, des vomissements, au moment où se déclare l'accès et manger ensuite avec appétit dès qu'il est passé ? La sympathie de l'estomac, pour tout ce qui le touche de près ou de loin, se montre dans toute son étendue dans les maladies chroniques ; l'utérus est celui dont il ressent le plus tôt et le plus sûrement les malaises, si bien qu'on peut avancer sans crainte qu'il n'existe pas une seule lésion de la matrice, sans qu'il n'y ait, en même temps, dyspepsie. Souvent même, c'est le trouble du côté des voies digestives qui met sur la voie d'une lésion utérine, jusqu'alors méconnue. Aussi, la fréquence de la dyspepsie chez la femme s'explique-t-elle par la fréquence des métrites. En passant en revue les autres organes de l'économie, on n'en trouve pas un seul qui ne soit frappé sans qu'il y ait immédiatement répercussion du côté de l'estomac. Survient-il une cirrhose, une néphrite albumineuse, ou bien une phthisie pulmonaire? Sur le champ, les fonctions de ce viscère sont enrayées.

II.

Valeur étiologique de la dyspepsie dans les maladies diathésiques.

Nous venons de voir comment les lésions de l'estomac influencent les divers systèmes de l'économie, et dans quelle limite cette influence s'exécute; nous avons également vu comment agissent sur les fonctions de ce viscère certaines maladies éloignées. — Nous allons maintenant examiner les rapports qui existent entre la dyspepsie et les affections constitutionnelles.

Les troubles fonctionnels de l'estomac sont-ils la cause ou seulement le prodrome d'une maladie générale? Telle est la première question que nous avons à étudier et à résoudre — Relativement au tubercule, les opinions sont partagées, voici ce que dit Bennett sur ce sujet: « Si on observe attentivement les circonstances étiologiques au sein desquelles la phthisie prend le plus souvent naissance, on demeure convaincu que c'est à un trouble des fonctions digestives, à une assimilation incomplète des aliments qu'il faut presque toujours attribuer le développement de cette maladie. » M. Bouchardat partage les mêmes idées; selon lui, la phthisie pulmonaire a pour cause essentielle, ou un défaut dans les fonctions digestives ou une aberration dans l'assimilation.

Beau, qui a tant et si bien écrit sur les dyspepsies, regardait les troubles gastriques comme une cause déterminante de la phthisie pulmonaire. Il cite, à l'appui de son opinion, l'histoire d'une jeune fille qui devint tuberculeuse après avoir souffert pendant cinq mois d'une maladie de l'estomac. Il est évident que, quand il s'écoule un aussi long intervalle entre la dyspepsie et l'apparition du tubercule, on peut croire avec quelque apparence de raison, que les troubles digestifs sont la cause et non l'effet de la phthisie pulmonaire, mais encore faut-il qu'il existe une certaine prédisposition individuelle. Car tous les jours, nous voyons des gens affectés de dyspepsie depuis de longues années, qui s'amaigrissent, s'anémient, présentent même de l'œdème des membres inférieurs, et qui meurent sans qu'on puisse rencontrer, soit dans les poumons, soit ailleurs, une seule granulation tuberculeuse.

MM. Hérard et Cornil, dans leur remarquable ouvrage sur la phthisie, placent les désordres fonctionnels de l'estomac dans la période prodromique de la tuberculisation pulmonaire. — On voit quelquefois, disent-ils, l'inappétence et les vomissements apparaître avant les signes locaux de la phthisie et simuler dans ces cas une affection grave d'estomac, tandis que le plus souvent il ne s'agit que d'un trouble dynamique. — Ainsi, pour ces deux savants praticiens, la dyspepsie est un signe et non une cause de la phthisie, survenant, comme beaucoup d'autres symptômes d'ordre différent, au début de cette maladie.

Andral professait à peu près la même opinion; il avait remarqué que des phénomènes morbides qu'il rapportait à la gastrite, tels que nausées, vomissements se développaient quelquefois au milieu de la santé la plus parfaite, et étaient suivis, au bout d'un temps plus ou moins long, des symptômes caractéristiques de la tuberculisation.

A bien examiner, le chiffre des auteurs qui attribuent à la dyspepsie l'origine de la phthisie pulmonaire est fort élevé, c'est un fait indéniable ; mais nous devons ajouter que ce nombre serait moins considérable, si on pouvait suivre les malades plus longtemps et si toujours on consultait sévèrement les antécédents. — A chaque instant on verrait alors que ces troubles digestifs que l'on croyait indépendants de toute maladie diathésique et que l'on traitait comme tels, couvaient, en réalité, une phthisie tuberculeuse. A plusieurs reprises, j'ai été témoin de ce fait : en 1874, je donnai des soins à un jeune architecte du midi qui m'avait été adressé par un confrère d'Auvergne. Il souffrait depuis plusieurs mois d'une dyspepsie flatulente excessive, avec amaigrissement et déperdition des forces. Son corps était, en outre, couvert d'anthrax que je dus inciser. Ce malade toussait un peu depuis quelque temps ; il était, du reste, très-sujet aux bronchites, mais il n'avait pas de sueurs nocturnes et n'avait jamais vomi de sang. — Je lui prescrivis de l'eau de l'Hôpital à très-faible dose, suivant les recommandations de son médecin. Je le soignai ainsi pendant trois semaines sans obtenir la moindre amélioration. A la fin de la saison, il partit pour Paris, où il passa l'hiver ; sept mois après son départ, un médecin à qui je l'avais recommandé, m'informa que ce malade avait failli succomber à une pneumonie du côté droit, et que mes craintes de phthisie s'étaient malheureusement réalisées, car, depuis l'apparition de cette phlegmasie aiguë, l'amaigrissement avait fait de rapides progrès, et M. D. présentait, au sommet de la poitrine, des signes irrécusables de tuberculisation. Cet été, j'ai vu un étranger, d'une quarantaine d'années, que l'on avait envoyé à Vichy pour remédier à une dyspepsie datant d'une année environ, et qui avait déterminé un amaigrissement extraordinaire avec affaiblissement et diarrhée. Ce malade ne présentait à l'auscultation de la poitrine ni bruits de souffle, ni râles; du reste il ne toussait pas. Il avait dans la bouche quelques aphthes qui disparurent rapidement. Sans pouvoir affirmer nettement qu'il était phthisique, je fis part à un confrère, qui se trouvait dans son intimité, de mes appréhensions, relativement à la possibilité de la tuberculose. M. C.

resta un mois environ à Vichy, et quand il partit, toute trace de dyspepsie semblait avoir disparu ; si bien que j'étais profondément ébranlé dans mes convictions ; mais, j'appris trois mois après qu'il eut quitté nos thermes, qu'il avait succombé à une phthisie galopante; ce qui confirmait mes prévisions.

Peut-on voir, dans les deux cas que je viens de raconter, autre chose qu'une dyspepsie annonçant l'apparition d'une maladie constitutionnelle et dont elle était une des premières manifestations morbides ? Evidemment non. Car si à la rigueur on peut admettre que des troubles gastriques, remontant à un grand nombre d'années et ayant déterminé de grands désordres dans la nutrition générale, soient capables de favoriser, à la longue, l'éclosion du tubercule, il n'en est pas de même lorsque l'affection stomacale ne date que de quelques mois. Pour nous, l'apparition d'une dyspepsie chez des individus prédisposés par leurs antécédents, l'opiniâtreté avec laquelle elle résiste à tous les moyens appropriés est un signe d'une grande valeur séméiologique. Aussi je n'hésite pas à regarder ces troubles digestifs comme l'avant-coureur de la phthisie pulmonaire. C'est la conviction que j'ai eue dans le cas suivant : cette année, j'ai donné des soins à une jeune fille de dix-huit ans, atteinte de dyspepsie avec constipation depuis huit mois environ. Elle a perdu déjà un frère et une sœur de phthisie chronique. Malgré le bon état de la poitrine, malgré les résultats excellents que cette malade a retirés de l'absorption de nos eaux, je n'ai pas craint d'affirmer devant la famille que l'invasion du tubercule était à redouter. Nous verrons ce que l'avenir réservera à notre pronostic.

Tout ce que nous venons de dire à propos du tubercule peut parfaitement s'appliquer au cancer. Les troubles fonctionnels de l'estomac sont souvent un signe précurseur, avant-coureur de cette maladie organique. Beau n'est point de cet avis : pour lui, la diathèse cancéreuse ne se manifeste par ses lésions caractéristiques que quand l'économie est détériorée par une dyspepsie antécédente. Tous les auteurs, dit-il, reconnaissent, en effet, l'influence des causes morales sur la production du cancer externe. Si on analyse soigneusement les faits, on observe que la cause morale entraîne immédiatement après elle un état dyspeptique, et c'est au bout d'un temps variable de l'existence des symptômes gastriques qu'on voit apparaître sur la surface extérieure du corps les signes caractéristiques de la lésion cancéreuse.

Pour le carcinome de l'estomac, il est généralement admis que les dyspepsies répétées jouent un rôle occasionnel prépondérant en dehors de toute prédisposition individuelle morbide. Il semble, du reste, très-rationnel qu'une irritation perpétuelle d'un organe peut un jour amener la production d'une maladie chronique. C'est l'histoire de toutes les tumeurs. En ce qui concerne le cancer des régions extérieures, nous sommes surpris qu'un esprit aussi judicieux que Beau ait pu en attribuer l'origine à la dyspepsie; car les troubles digestifs sont l'exception au début du cancer externe : ils n'apparaissent que quand l'économie est infectée déjà par la diathèse, et souvent même les malades succombent, jaunes et amaigris, sans avoir ressenti le moindre dérangement dans leurs fonctions stomacales. Tout au plus, l'opinion de Beau pourrait-elle s'appliquer au carcinome utérin; il est vrai que, dans cette maladie organique, la dyspepsie est la règle. Mais dans ce cas joue-t-elle, comme il le prétend, le rôle de cause occasionnelle ? Assurément non; car chacun sait que dès que l'utérus est touché, qu'il est le siége d'une lésion quelconque, il y a répercussion du côté des voies digestives et de l'estomac en particulier. Il me semble dès lors que, dans l'exemple que nous venons de choisir entre mille autres, la dyspepsie ne peut être regardée que comme l'effet et non comme la cause de la lésion organique.

C'est dans l'arthritisme que la valeur séméiologique de la dyspepsie me semble le mieux établie. Il est inutile de rappeler tout ce qui a été dit sur l'étiologie de la goutte et de la gravelle. Cependant il faut reconnaître que tout ce qu'on a écrit sur l'intervention de l'hygiène et de l'alimentation vicieuse comme agents producteurs de cette diathèse est fort exagéré. Prétendre qu'une nourriture animalisée, qu'un exercice insuffisant est une cause prédisposante de goutte ou de gravelle, rien de mieux ; mais aller plus loin, c'est avancer des faits contraires à la vérité et à l'observation. Car l'hérédité est, dans l'immense majorité des cas, la cause réelle de la diathèse urique. Aussi je ne suis point de l'avis de Bence-Jones, qui prétend que la gravelle urique est uniquement le résultat d'une véritable dyspepsie, d'une digestion imparfaite des éléments azotés, occasionnée par la diète animale. Si cette opinion était entièrement exacte, la goutte et la gravelle seraient l'état habituel de la plus grande partie des habitants des villes qui vivent presque exclusivement de chair animale. Et cependant ils ne sont pas tous arthritiques !

La dyspepsie est le plus souvent l'effet de la dyscrasie urique, au même titre que certaines manifestations pathologiques d'un autre ordre. Ce qui me confirme dans cette idée, c'est que fréquemment elle alterne avec la goutte, qu'elle cesse au moment où l'accès se déclare, que pendant toute sa durée elle ne donne pas signe de vie, et qu'elle revient dès que la crise a disparu. Cela est si vrai, que beaucoup de goutteux annoncent l'apparition de leurs souffrances articulaires, à la première cessation de certains malaises, et notamment au retour de l'appétit perdu depuis longtemps. C'est ainsi que j'ai vu, plus d'une fois, des gens chez qui il existait une inappétence bien marquée manger abondamment la veille de leur accès de goutte.

Les faits cliniques, indiquant que la dyspepsie est au premier chef une manifestation viscérale primitive de la diathèse urique, sont nombreux; j'en citerai quelques-uns qui me sont personnels. En juin 1875, j'ai donné des soins à un jeune homme du département de l'Hérault, qui souffrait depuis dix ans de vomissements bilieux et glaireux : son appétit était médiocre, la digestion difficile; il avait des aigreurs dans la journée. Il me raconta, en outre, qu'il ressentait presque constamment de petits élancements dans les genoux et les orteils, ce à quoi je ne pris pas garde. Il quitta Vichy sans avoir obtenu la plus faible amélioration; quatre mois après son départ, il éprouva un accès de goutte très-violent qui le retint au lit pendant trois semaines. Je le revis l'année suivante, les troubles stomacaux avaient entièrement cessé.

Au commencement de juin 1876, j'ai vu un négociant du département du Jura, qui venait à Vichy chaque année pour se guérir de la goutte. Sous l'influence de nos eaux, les crises étaient devenues moins fréquentes et moins fortes, si bien que, dans le courant de l'hiver précédent, il n'avait pas éprouvé d'accès, contre son habitude. Mais d'autre part, des phénomènes graves du côté de l'estomac s'étaient montrés : tous les matins, il vomissait une grande quantité de bile mélangée à des substances alimentaires incomplétement digérées. Depuis huit jours, il était, en outre, tourmenté par des hallucinations de l'ouïe et de la vue accompagnées de frayeurs nocturnes. Je lui prescrivis du bromure de potassium, et au bout d'une semaine les hallucinations avaient cessé. Il fut soumis ensuite au traitement hydro-minéral, mais il nous quitta sans avoir pu obtenir de bien grands soulagements du côté des voies digestives. Cet état de souffrance persista jusqu'à l'entrée de l'hiver ; à cette époque, il fut atteint d'un violent accès de goutte dans les pieds, les genoux et l'auriculaire de la main droite, et les troubles gastriques disparurent. J'ai revu ce malade l'an dernier, il ne ressentait plus rien du côté de l'estomac.

Le troisième exemple de ce genre de déplacement est relatif à un jeune homme de Saint-Etienne, qui devint dyspeptique à la suite d'un long séjour en Angleterre à cause de l'alimentation, disait-il, mais ajoutons qu'il est fils d'arthritique. Lorsque je le vis pour la première fois, il digérait mal, avait des éructations fréquentes et se plaignait d'aigreurs à certains moments de la journée. Il resta à Vichy trois semaines, suivant ponctuellement le traitement minéral sans éprouver le plus léger soulagement. Au moment de partir, il survint un léger accès de goutte dans le gros orteil droit. Immédiatement, les troubles digestifs s'améliorèrent. Je n'ai plus revu ce malade depuis son départ.

Dans les trois cas dont je viens de parler il est impossible d'admettre que la dyspepsie a été la cause première de la goutte, tandis qu'il est tout à fait rationnel de croire que les troubles gastriques ont été chez deux de ces malades, les manifestations initiales de la diathèse urique, que, sous certaines influences thérapeutiques ou spontanément, ils ont disparu, pour être remplacés par des accès de goutte franche. Cela est si vrai que, du moment où la crise est survenue, les désordres digestifs ont cessé.

En ce qui concerne la diathèse rhumatismale, on est généralement d'avis que la dyspepsie qui précède, accompagne ou suit de près certaines de ses manifestations, est l'effet et non la cause de cette maladie constitutionnelle. Nous n'insisterons donc pas davantage sur ce point.

III.

Caractères généraux des dyspepsies dépendant des diathèses et de certaines maladies chroniques.

Les dyspepsies idiopathiques sont le plus souvent le résultat d'un *modus agendi et vivendi* malentendus. Aussi cessent-elles rapidement dès qu'on a supprimé certains ingesta manifestement nuisibles, qu'on a modifié le régime alimentaire et qu'on a augmenté les exercices corporels. Leur peu de ténacité et leur courte durée sont leurs deux caractères les plus saillants. Les troubles gastriques symptomatiques d'une maladie générale ou chronique ont une physionomie tout autre. Ils ne sont pas subordonnés exclusivement au *modus faciendi* individuel ; on a beau corriger en effet l'alimentation dans ce qu'elle a de vicieux, la rendre plus digestible, supprimer les excitants de quelque nature qu'ils soient, sans pour cela atteindre le résultat désiré. C'est pourquoi j'ai échoué à maintes reprises chez des gens dyspeptiques qui étaient sous le coup d'une tuberculisation pulmonaire ou d'un cancer du foie, et que, dans d'autres circonstances, j'ai procuré du soulagement en m'attaquant directement à la diathèse que je soupçonnai sans m'occuper, d'une manière spéciale, de l'affection gastrique pour laquelle j'étais consulté. Dans les congestions du foie, dans la lithiase biliaire, j'ai vu la dyspepsie cesser rapidement dès que cet organe était revenu à son volume normal ou que le malade avait expulsé quelques graviers. Plusieurs de nos confrères ont été, comme nous, témoins de cette particularité.

Une dyspepsie étant donnée, peut-on diagnostiquer la

diathèse ou la maladie chronique dont elle dépend? En d'autres termes, les dyspepsies symptomatiques ont-elles des caractères différentiels tranchés qui permettent de les reconnaître à première vue? Je n'hésite pas à avancer que leur physionomie, leur marche seules ne suffisent pas dans tous les cas pour établir cette distinction. On est souvent obligé d'appeler à son aide des symptômes concomitants, ou de rechercher soit dans les antécédents du malade, soit dans les ascendants, des renseignements sans lesquels il serait impossible de faire un diagnostic rationnel. Je dois ajouter aussi qu'il est des cas où cette distinction est possible; c'est ce que nous allons examiner.

Ces énormes quantités de nourriture, que certains glycosuriques sont obligés d'ingurgiter pour satisfaire leur faim, sont présentes à l'esprit de tout le monde. Il en est même qui, ne se contentant pas des repas de la journée, se lèvent plusieurs fois dans la nuit pour manger, et s'ils ne satisfont pas sur le champ aux exigences de leur estomac ils éprouvent des tiraillements pénibles dans la région épigastrique. Aussi ces malheureux sont-ils obligés de porter constamment avec eux des aliments liquides ou solides, qu'ils prennent dès que leur estomac est vide; c'est à ce prix seulement que leurs souffrances sont tolérables. Il est rare qu'avec cette exagération de l'appétit il n'y ait pas en même temps une dépravation du goût: les malades sont friands des aliments sucrés et féculents.

Bien que très-fréquente, la boulimie n'est point comme la polydipsie et la polyurie un signe constant et initial du diabète. Souvent, en effet, on ne l'observe que quand l'affection est déjà ancienne, qu'elle a été mal soignée; parfois elle fait absolument défaut. Cette exagération de l'appétit coïncide ordinairement avec l'amaigrissement et la déperdition des forces; car elle résulte des pertes que subit l'économie en aliments azotés et chlorurés. Seule la dyspepsie boulimique peut mettre sur la voie d'un diabète méconnu, sans cependant indiquer d'une façon certaine l'existence de cette dernière maladie chronique ; elle se montre, en effet, très-souvent chez les personnes nervosiques, sans que néanmoins il y ait du sucre dans leurs urines. Mais quand la polyphagie s'accompagne de soif, d'amaigrissement prononcé, de polyurie, on peut, à coup sûr, affirmer que le sujet est glycosurique.

Lorsque, par elle-même,la dyspepsie n'est pas suffisante pour faire toucher du doigt la maladie constitutionnelle ou chronique dont elle relève; elle produit alors, dans certains cas, des troubles nerveux qui permettent d'établir cette distinction. Chez les hystériques les désordres stomacaux sont la règle : tantôt ils sont caractérisés par des vomissements incoercibles, tantôt par une gastralgie intense, tantôt enfin par une flatulence considérable accompagnée de ballonnement du ventre. Avec une multiplicité aussi considérable de formes morbides, il serait impossible d'assigner aux troubles gastriques une valeur séméiologique, si au moment de l'accès il ne survenait point de symptômes névropathiques qui pussent nous permettre de les différencier d'autres désordres analogues, mais ne reconnaissant point la même origine pathologique. Chacun sait qu'au moment de la crise il y a ascendance d'une aura, dont le point de départ est la région épigastrique où elle donne la sensation d'une boule et qui va jusqu'à la gorge. Il se produit alors une dysphagie pénible et un spasme glottique qui se manifeste par un sifflement particulier avec accompagnement de strangulation, de palpitations et de syncope. Cette aura, dont le point d'origine est l'estomac, a été localisée par Beau dans le nerf pneumo-gastrique dont elle suit, en effet, la direction de la circonférence au centre. Lorsque l'excitation arrive jusqu'à l'émergence du nerf les convulsions commencent, mais fréquemment elle ne dépasse pas la partie supérieure du tronc, alors il n'y a pas d'attaque proprement dite. Dans certains cas, l'aura débute par les ovaires, remonte à l'estomac en se reliant ainsi à l'excitation épigastrique, de manière à constituer une aura unique qui s'étend du bassin au larynx. Cette dernière origine de l'accès hystérique est très-fréquente, mais elle n'enlève pas à la dyspepsie ses caractères essentiels. Aussi, toutes les fois que, chez une jeune personne de sexe féminin, il survient des troubles digestifs variables avec ballonnement du ventre, sensation de boule épigastrique, sentiment de strangulation à la gorge, dyspnée intense, palpitations cardiaques et syncope, qu'il se déclare ou non des accès francs d'hystérie, on doit rattacher les troubles gastriques à cette maladie nerveuse.

De toutes les dyspepsies diathésiques, celle dont les caractères sont les plus nets, est, sans contredit, la dyspepsie alcoolique. Je fais abstraction de cette forme hybride qu'on remarque chez les vieux buveurs cachectiques et qui consiste tantôt en vomissements sanguins, alimentaires ou muqueux, tantôt, au contraire, en une inappétence absolue ou en un dégoût pour toute espèce de nourriture saine. Cette dernière variété n'est, à proprement parler, qu'un des symptômes de la gastrite chronique qui n'a rien à faire ici. Mais il en est une, connue sous le nom de pituite, et qui est tout à fait spéciale à l'alcoolisme chronique. Elle est caractérisée par des vomissements glaireux ou bilieux, se produisant généralement à jeun et le matin à l'heure du réveil. Outre leur nature propre qui est pathognomonique, la manière dont ils sont effectués est non moins spéciale. C'est ainsi qu'ils ont lieu sans le moindre effort, souvent même sans que le sujet se soit livré la veille à des libations copieuses. C'est ainsi qu'ils ne se produisent pas tant que le malade garde le lit, qu'il a conservé la position horizontale et qu'ils n'apparaissent que quand il met le pied à terre, il ressent alors des tournoiements de tête et les évacuations commencent. C'est ainsi qu'une fois la crise passée, le dyspeptique se sent à l'aise, il se rend à son travail sans éprouver la moindre douleur dans le creux épigastrique ou ailleurs, il mange ensuite avec appétit et digère facilement. J'ai remarqué souvent que, quand par hasard les vomissements viennent à manquer, les malades sont inquiets, souffreteux et se plaignent de céphalalgie. La pituite est, en somme, un indice certain d'alcoolisme chronique; c'est donc un symptôme d'une grande valeur séméiologique.

Dans l'arthritisme la dyspepsie ne revêt pas une physionomie aussi simple que dans les autres maladies chroniques et diathésiques que nous venons de passer en revue. Tantôt elle est caractérisée par des vomissements bilieux ou alimentaires survenant à certaines heures de la journée, et simulant, à s'y méprendre, la dyspepsie des alcooliques, ainsi que nous l'avons observé chez les deux sujets dont nous avons raconté plus haut l'intéressante histoire, tantôt, au contraire, elle affecte la forme d'une brûlure sur le trajet de l'estomac à la bouche avec régurgitations de mucosités acides, tantôt enfin elle consiste en émission de gaz plus ou moins fétides. Ces deux dernières variétés de troubles digestifs (dyspepsie acescente et flatulente) sont souvent réunies ensemble dans l'arthritis et m'ont paru de beaucoup les plus fréquentes.

Je les ai constatées d'une façon très-nette, chez un jeune homme de 27 ans, bien constitué, qui, à certaines époques, ressentait des douleurs dans les genoux, les cou-de-pieds, les métatarses, avec rougeur et gonflement des surfaces articulaires. Il avait remarqué que, depuis un certain temps, son ventre se ballonnait après le repas, la digestion était pénible, il rendait beaucoup de gaz avec expulsion involontaire de mucosités acides. Sur les conseils d'un de ses amis, il alla consulter une des célébrités médicales de Paris, on lui prescrivit de la teinture de noix vomique, et, au bout d'un mois, les troubles digestifs s'étaient considérablement améliorés. Lorsque je le vis, tous les symptômes principaux s'étaient dissipés ; les alcalins et les douches complétèrent la guérison.

A maintes reprises j'ai vu ces deux formes morbides évoluer simultanément chez des arthritiques ; c'est donc un un signe précieux. Mais, isolément, elles n'ont plus la même valeur séméiologique. — Car, bien des gens qui ne sont ni goutteux, ni rhumatisants ont, à certains moments, des régurgitations de mucosités acides. — Il suffit souvent d'un léger écart de régime, d'une absorption un peu trop forte de liqueurs, d'un repas trop copieux, pour éprouver ces malaises. J'en dirai autant de la dyspepsie flatulente ; bien qu'elle apparaisse dans une foule de maladies chroniques, que parfois elle soit idiopathique, jamais elle n'est plus prononcée que dans l'hystérie, où elle peut être regardée comme un symptôme ordinaire de cette affection, mais quand elle s'accompagne d'acescence, elle est habituellement une manifestation de l'arthritis, surtout si le sujet, qui en est atteint, appartient au sexe masculin.

M. Pidoux accorde à la flatulence une valeur séméiologique plus grande que je ne fais, car il la regarde comme un signe irrécusable de goutte, surtout si elle s'accompagne de gonflement douloureux de la région épigastrique, de ballonnement du ventre, avec congestion céphalique après le repas ; il en attribue l'origine à une dilatation de l'estomac occasionnée par la trop grande quantité d'aliments qu'absorbe le podagre.

La marche des dyspepsies, dépendant soit de la goutte soit du rhumatisme, est plus caractéristique encore que les symptômes morbides auxquels elles donnent lieu. Car, lorsque l'accès de goutte vient à se déclarer, les désordres digestifs cessent, non-seulement pendant toute la durée de la crise, mais longtemps encore après qu'elle est terminée. Il faut parfois même une légère cause occasionnelle pour en provoquer le retour ; il se produit, en somme, une espèce de dérivation semblable à celle qui a eu lieu pour l'acide urique. Tout le monde sait, en effet, que, pendant les périodes de calme, les urines des goutteux contiennent plus d'acide urique qu'à l'état normal ; dès qu'une crise se déclare, cet acide est éliminé en moins grande proportion. Il se produit là un véritable déplacement qui cesse avec l'accès. — En faisant disparaître la dyspepsie, la crise goutteuse exerce sur elle une influence manifeste ; mais, d'autre part, la réciprocité existe. Car tant que les troubles gastriques conservent leur intensité ordinaire, le goutteux n'a guère à redouter un accès.

Dans la diathèse rhumatismale, nous sommes témoin des mêmes singularités ; dès que les douleurs musculaires et fibreuses, articulaires ou autres apparaissent avec une certaine force, les troubles digestifs diminuent s'ils ne cessent pas, et, lorsqu'elles sont calmées, la dyspepsie renaît au bout d'un certain temps. — Il se produit, en somme, comme dans la goutte, un véritable déplacement, et les traitements que l'on fait subir aux rhumatisants n'ont, le plus souvent, que ce but et ce résultat. En voici un exemple : cet été, j'ai donné des soins à un malade d'une cinquantaine d'années, grand chasseur, qui a éprouvé, à différentes reprises, des manifestations rhumatismales diverses. Il y a cinq ans, il eut même une sciatique à gauche qui le retint au lit pendant un mois. Depuis cette époque, il ressent, aux changements de saison surtout, des douleurs vagues dans les membres, qui ne l'inquiètent nullement, mais il lui est survenu, en outre une dyspepsie flatulente qui a acquis cette année-ci une intensité considérable, et a assombri son caractère. Lorsque je le vis pour la première fois, son appétit était médiocre, sa digestion laborieuse, et pendant toute la journée il était tourmenté par des éructations fétides. — Il me fit observer que, depuis l'apparition de cette dyspepsie, ses douleurs avaient presque entièrement cessé, et que, s'il n'était pas si incommodé par les gaz, il ne consentirait à subir aucun traitement bien qu'il ne mange guère, car il se sent plus alerte, marche plus facilement, et il n'a plus la moindre gêne dans le membre qui avait été frappé autrefois par la sciatique.

Je conseillai à ce malade de boire de l'eau de Vichy, sur place, et de prendre chaque jour une douche froide pendant trois semaines. Durant toute la cure hydrominérale, les douleurs rhumatismales s'étant réveillées, acquirent une très-grande violence, et ne se calmèrent que longtemps après la fin du traitement alcalin. Depuis cette époque, l'état de l'estomac s'est considérablement amélioré : les gaz ont disparu et l'appétit est satisfaisant.

La cure thermominérale a produit, chez ce malade, ce que le hasard amène fréquemment : le déplacement de la manifestation morbide En effet, dès que les douleurs rhumatismales ont reparu, les troubles gastriques ont diminué d'intensité : il y a eu substitution. Souvent il y a, en outre, alternance et c'est même cette alternance qui m'a permis de me prononcer dans le cas suivant : Un malade de Saint-Etienne est le fils d'une rhumatisante; il souffre lui-même depuis fort longtemps de douleurs vagues dans l'épaule droite, la jambe, la cuisse gauche. De plus, il a éprouvé à certaines reprises des névralgies dans le côté gauche de la face, sans que pourtant ses dents fussent cariées. Il y a six ans, il devint dyspeptique; tous les trois mois, depuis cette époque, il a pendant la nuit des crampes d'estomac, suivies d'expulsion de matières alimentaires et bilieuses; une fois la crise passée, l'appétit revient et la digestion s'exécute librement. Ce malade est sobre; il ne se livre jamais à la boisson. Mon embarras était grand. Avais-je affaire à une dyspepsie idiopathique ou symptomatique ? J'hésitai jusqu'au moment où il me raconta que, quand il souffrait vivement de l'estomac, les douleurs rhumatismales cessaient. A ce moment, tout doute disparut; j'avais affaire à une dyspepsie rhumatismale.

Ces déplacements morbides sont parfaitement connus du public. N'entendons-nous pas dire journellement aux rhumatisants, quand ils souffrent de la région épigastrique, que c'est leur rhumatisme qui s'est porté à l'estomac. Cette opinion a du bon; car cette maladie constitutionnelle a le triste privilége de se porter indistinctement sur tous les systèmes de l'économie. Pourquoi épargnerait-elle l'estomac ? Je n'en aperçois pas le motif.

Dans le tubercule et le cancer, la dyspepsie ne revêt pas une forme spéciale comme dans les maladies constitutionnelles que nous venons de passer en revue. Tantôt elle est caractérisée par de l'anorexie et de la constipation, tantôt par des crampes et de la difficulté dans la digestion; chez les uns, elle consiste en un sentiment de brûlure et de pesanteur à la région épigastrique; chez les autres, en des vomissements incoercibles. Rien n'est plus variable. Aussi d'après sa physionomie et sa marche, il est impossible de savoir si elle est symptomatique ou bien si elle est idiopathique. C'est du côté des antécédents du sujet qu'il faudra diriger ses recherches. A-t-on affaire à un homme sobre, d'une condition aisée, ne commettant jamais d'excès de travail, s'il n'y a rien de diathésique dans ses ascendants, il est très-probable que la dyspepsie est idiopathique; mais si parmi ses parents il existe des tuberculeux ou des cancéreux, on doit redouter tôt ou tard l'éclosion de l'une ou l'autre de ces affections graves.

Dans certains cas, c'est par abstraction qu'on arrive à établir que les troubles stomacaux dépendent d'une maladie constitutionnelle. Trousseau, ayant eu à traiter une dyspepsie rebelle jusqu'alors à tout traitement, soupçonna la syphilis. Après avoir minutieusement interrogé son malade, il acquit la certitude qu'il avait eu autrefois des accidents vénériens; il prescrivit de l'iodure de potassium, et au bout de quelques jours la dyspepsie avait cessé. Cette année-ci, j'ai observé un cas tout à fait semblable et j'ai obtenu un résultat analogue par les mêmes moyens.

Malheureusement il arrive souvent qu'il est difficile de reconnaître si une dyspepsie est symptomatique, ou bien si elle est seulement idiopathique. Le sujet a perdu ses parents depuis longtemps, sans avoir la moindre indication sur les accidents qui les ont enlevés, il n'a ni frères, ni sœurs, rien enfin qui puisse faire saisir les traces d'une maladie héréditaire quelconque. D'autre part, sa conduite ne laisse rien à désirer; il ne commet aucun excès de boisson ou autre; la durée seule des phénomènes dyspeptiques pourra nous mettre sur la voie du diagnostic. Si, malgré un régime et une hygiène appropriés, les troubles digestifs persistent ou s'aggravent au bout d'un mois, on a certainement affaire à une dyspepsie symptomatique; car la dyspepsie idiopathique ne résiste pas aussi longtemps à un traitement sérieux.

Il ne restera plus alors qu'à examiner si elle ne dépend pas d'une affection diathésique dont elle serait une des manifestations pathologiques, ou bien si on ne doit pas la rattacher à une maladie chronique du foie, des reins, ou d'un autre organe. La marche croissante des troubles digestifs, leur durée longue, l'apparition de certains symptômes concomitants permettront seuls d'arriver à cette précision diagnostique.

BIBLIOTHÈQUE NATIONALE R.F. IMPRIMÉS

PUBLICATIONS

DU

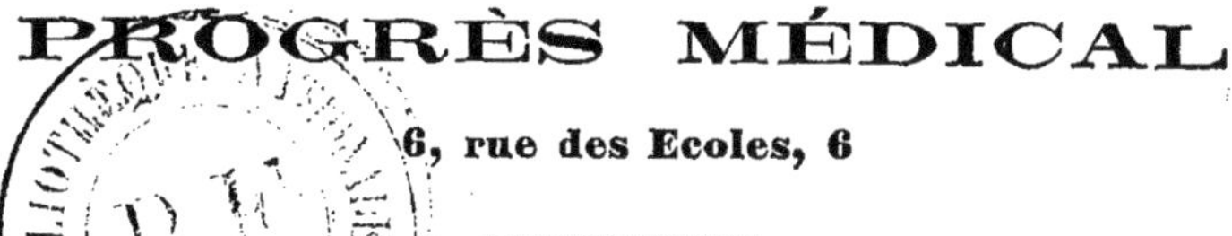

PROGRÈS MÉDICAL

6, rue des Ecoles, 6

LE PROGRÈS MÉDICAL

JOURNAL DE MÉDECINE, DE CHIRURGIE ET DE PHARMACIE

Rédacteur en chef : **BOURNEVILLE.**

Paraissant le samedi par cahier de 24 p. in-4° compacte sur 2 colonnes
Un an : 20 fr. — 6 mois, 10 fr.

Pour les étudiants en médecine : un an, 12 fr.

Les Bureaux du **Progrès** *sont ouverts de midi à cinq heures.*

Abadie. Sur la valeur séméiologique de l'hémiopie dans les affections cérébrales. In-8 de 12 pages. 0 fr. 40 c. — Pour les abonnés du *Progrès*, 30 cent.

Balzer (F.). Contribution à l'étude de la Broncho-Pneumonie, in-8 de 84 pages, orné d'une planche en chromo-lithographie.— Prix : 2 fr. 50.— Pour les abonnés du *Progrès*, 1 fr. 75.

Béhier. Etude de quelques points de l'urémie (clinique, théories, expériences), leçons recueillies par H. Liouville et I. Straus. In-8 de 24 pages. 60 cent. — Pour les abonnés du *Progrès médical*, 40 cent.

Béhier. De la pellagre sporadique. Leçons faites à l'Hôtel-Dieu en 1873, recueillies par Liouville (H.) et Straus (I.). Paris, in-8 de 24 pages, 60 cent. — Pour les abonnés du *Progrès*, 40 cent.

Besson (I.). Dystocie spéciale dans les accouchements multiples. Vol. in-8 de 92 p. — Prix 2 fr. — Pour les abonnés du *Progrès*, 1 fr. 25.

Bétous (I.). Etude sur le tabes spasmodique. In-8 de 48 pages. 1 fr. 50 — Pour les abonnés, 1 fr.

Biot (C). Contribution à l'étude du phénomène respiratoire de Cheyne-Skokes (avec tracés pneumographiques et sphygmographiques). Paris 1876, in-8. Prix 1 fr. — Pour les abonnés du *Progrès médical*, 60 c.

Bourneville et Regnard. Iconographie photographique de la Salpêtrière. Mode de publication : Chaque livraison comporte de 8 à 16 pages de texte et 4 photographies. — Prix : 3 fr. — Pour les *abonnés* du *Progrès médical*, 2 fr. Douze livraisons sont en vente, formant le 1er volume, pages de texte, 40 photographies et 5 figures sur bois. Prix : 30 fr. Pour les abonnés. 20 fr. Nous avons fait relier quelques exemplaires dont le texte et les planches sont montés sur onglets ; demi-reliure, tranche rouge, non rognés. — Prix de la reliure, 5 fr.

Bourneville. Science et miracle : *Louise Lateau* ou la *Stigmatisée belge*. In-8 de 72 pages avec 2 fig. dans le texte et une eau forte dessinées par P. Richer, 2 fr. 50. 2e édition, revue, corrigée et augmentée. — Pour nos abonnés, 1 fr. 50.

Bourneville. Mémoire sur la condition de la bouche chez les idiots, suivi d'une étude sur la médecine légale des aliénés. Paris, 1863. Gr. in-8 de 28 pages à deux colonnes. 1 fr. — Pour les abonnés du *Progrès*, 70 cent.

Bourneville. Socrate était-il fou ? Réponse à M. Bailly, membre de l'Académie de médecine. Paris, 1864. In-8 de 16 pages, 0 fr. 50. — Pour les abonnés du *Progrès*, 35 cent.

Bourneville. Le choléra à l'hôpital Cochin (Etude clinique). Paris, 1865. In-8 de 48 pages, 1 fr. — Pour les abonnés du *Progrès*, 70 cent.

Bourneville et Teinturier. G. V. Townley, ou du diagnostic de la folie au point de vue légal. Paris, 1865. In-8 de 16 pages. 0 fr. 50. — Pour les abonnés du *Progrès*, 35 cent.

Bourneville. De l'emploi de la fève de Calabar dans le traitement du tétanos. Paris 1867. In-8 de 16 pages. 50 c. — Pour les abonnés du *Progrès*, 35 cent.

Bourneville. Etudes cliniques et thermométriques sur les maladies du système nerveux. Premier fascicule : Hémorrhagie et ramollissement du cerveau. Paris 1872. In-8 de 168 pages avec 22 fig. 3 fr. 50. — Pour nos abonnés, 2 fr. 50.
Deuxième fascicule : Urémie et Eclampsie puerpérale ; Epilepsie et Hystérie Paris, 1873. In-8 de 160 pages, avec 14 fig. 3 fr. 50. Pour nos abonnés. 2 fr. 50.

Bourneville. Recherches cliniques et thérapeutiques sur l'épilepsie et l'hystérie. In-8 de 200 pages avec 5 fig. dans le texte et 3 planches. 4 fr. — Pour nos abonnés. 2 fr. 75.

Bourneville. Notes et observations cliniques et thermométriques sur la fièvre typhoïde. In-8° compacte de 80 pages, avec 10 tracés en chromo-lithographie. 3 fr. — Pour nos abonnés, 2 fr.

Bourneville et L. Guérard. De la sclérose en plaques disséminées. Vol. gr. in-8 de 240 p. avec 10 fig. et 1 pl. 4 fr. 50. — Pour nos abonnés. 3 fr.

Bourneville et Voulet. De la contracture hystérique permanente ou appréciation scientifique des miracles de Saint-Louis et de Saint-Médard. In-8. 2 fr. 50. — Pour nos abonnés, 1 fr. 75.

Brissaud (E.) et Monod (E). Contribution à l'étude des tumeurs congénitales de la région sacro-coccygienne, 1877, in-8 de 16 pages. — Prix : 50 cent. — Pour les abonnés du *Progrès*, 35 cent.

Brissaud. (*Voir* Fournier.)

Budin (P). De certains cas dans lesquels la docimasie pulmonaire hydrostatique est impuissante à donner la preuve de la respiration. Paris, 1872, In-8 de 16 pages, 50 c. — Pour les abonnés du *Progrès*, 35 cent.

Budin (P.). Recherches physiologiques et cliniques sur les accouchements. Paris, 1876. In-8 de 36 pages avec figures. 1 fr. — Pour nos abonnés, 65 cent.

Budin (P.). De la tête du fœtus au point de vue de l'obstétrique. Recherches cliniques et expérimentales. Gr. in-8 de 112 pages, avec de nombreux tableaux, dix figures intercalées dans le texte, 36 planches noires et une planche en chromo-lithographie. Prix : 10 fr. — Pour les abonnés du *Progrès*, 6 fr.

Cartaz (A.). Notes et observations sur le tétanos traumatique. In-8 de 20 pages, 50 cent. — Pour les abonnés du *Progrès*, 35 cent.

Chabbert (L.). De l'anthrax des lèvres, ses complications, son traitement. Paris 1877, in-8 de 44 pages. — Prix : 1 fr. 50. — Pour les abonnés du *Progrès* 1 fr.

Charcot (J.-M.). Leçons sur les maladies du système nerveux, faites à la Salpêtrière, recueillies et publiées par Bourneville. Tome I : Troubles trophiques ; — Paralysie agitante ; — Sclérose en plaques ; — Hystéro-épilepsie. Paris, 1875, 2e édition. In-8 de 428 pages avec 25 figures et 10 planches en chromo-lithographie. 13 fr. — Pour nos abonnés, 10 fr.

Charcot (J.-M.). Leçons sur les maladies du système nerveux, faites à la Salpêtrière, recueillies et publiées par Bourneville. Tome II : *Des anomalies de l'ataxie locomotrice* ; — *De la compression lente de la moelle épinière* (mal de Pott, cancer vertébral, etc.) ; — *Des amyotrophies* (paralysie infantile, paralysie spinale de l'adulte, atrophie musculaire protopathique, sclérose des cordons latéraux, etc.). — *Tabes dorsal spasmodique* ; — *Hémichorée post-hémiplégique* ; — *Paraplégies urinaires* ; — *Vertige de Ménière* ; — *Epilepsie partielle d'origine syphilitique* ; — *Athétose* ; — *Appendice, etc.* — Prix : 14 fr. — Pour les abonnés du *Progrès médical*, 10 fr.

Charcot (J.-M.). Leçons sur les localisations dans les maladies du cerveau, recueillies et publiées par Bourneville. In-8 de 168 pages avec 45 figures dans le texte. Prix : 5 fr. — Pour les abonnés, 4 fr.

Charcot (J.-M.). Leçons sur les maladies du foie, des voies biliaires et des reins, faites à la Faculté de médecine de Paris, recueillies et publiées par Bourneville et Sevestre. Un volume in-8 de 400 pages, orné de figures et de sept planches chromo-lithogr. — Prix : 10 fr. — Pour les abonnés du *Progrès médical*, 7 fr.

Charcot (J.-M.) et Gombault. Note sur un cas de lésions disséminées des centres nerveux observées chez une femme syphilitique, in-8° avec planches chromo-lithog. — Prix 1 fr. — Pour les abonnés du *Progrès médical*, 70 cent.

Charcot (J.-M.) et Bouchard. Sur les variations de la température centrale qui s'observent dans certaines affections convulsives, et sur la distinction qui doit être établie à ce point de vue entre les convulsions toniques et les convulsions cloniques. — Prix : 60 c. — Pour les abonnés du *Progrès médical*, 40 cent.

Charcot (J.-M.). De l'anaphrodisie produite par l'usage prolongé des préparations arsenicales. Paris, 1864. In-8. 0 fr. 50. — Pour les abonnés du *Progrès*, 35 cent.

Charcot (J.-M.). De la sclérose des cordons latéraux de la moelle épinière chez une femme hystérique atteinte de contracture permanente des quatre membres. Paris, 1865. In-8 de 20 pages. 0 fr. 60. — Pour nos abonnés, 40 cent.

Charcot (J.-M.). La médecine empirique et la médecine scientifique. Parallèle entre les anciens et les modernes. Paris, 1867. In-8 de 24 pages. 0 fr. 60. — Pour les abonnés, 40 cent.

Chouppe (H.). Recherches thérapeutiques et physiologiques sur l'ipéca. Paris, 1873. In-8 de 40 pages, 1 fr. — Pour nos abonnés, 70 cent.

Cornil (V.) Leçons sur l'anatomie pathologique et sur les signes fournis par l'auscultation dans les maladies du poumon, professées à la Faculté de médecine, recueillies par P. Budin. In-8° de 92 pages. — Prix : 3 fr. 50. — Pour nos abonnés, 3 fr.

Cornillon (J.). La folie des grandeurs. In-8 de 60 pages. 2 fr. 50. — Pour nos abonnés, 1 fr. 70.

Cornillon (J.). De la contracture uréthrale dans les rétrécissements péniens. In-8° de 60 pages. 1 fr. 50. — Pour nos abonnés, 1 fr.

Cornillon (J.). Action physiologique des alcalins dans la glycosurie. Prix : 60 c. — Pour nos abonnés, 40 cent.

CUFFER. Des causes qui peuvent modifier les bruits de souffle intra et extra-cardiaques, et en particulier de leurs modifications sous l'influence des changements de la position des malades. Valeur séméiologique de ces modifications. — Prix : 1 fr. 50. — Pour nos abonnés, 1 fr.

DAREMBERG (G). Les méthodes de la chimie médicale. In-8 de 19 pages. — Prix : 60 c. — Pour nos abonnés, 40 cent.

DEBOVE (*Voir* LIOUVILLE).

DEHENNE (A.). Note sur une cause peu connue de l'érysipèle. Paris, 1874. In-8, 0 fr. 50. — Pour nos abonnés, 35 cent.

DELASIAUVE. De la clinique à domicile et de l'enseignement qui s'y rattache, dans ses rapports avec l'assistance publique. Paris 1877, in-8 de 16 p. Prix : 50 c. — Pour nos abonnés, 35 cent.

DELASIAUVE. Du double caractère des phénomènes psychiques. Prix : 50 cent. — Pour nos abonnés, 35 cent.

DELASIAUVE. Classification des maladies mentales ayant pour double base la psychologie et la clinique. Paris 1877. In-8 de 24 pages. — Prix : 50 cent.

DELASIAUVE (J.). Journal de médecine mentale, résumant au point de vue médico-psychologique, hygiénique, thérapeutique et légal, toutes les questions relatives à la folie, aux névroses convulsives et aux défectuosités intellectuelles et morales, à l'usage des médecins praticiens, des étudiants en médecine, des jurisconsultes, des administrateurs et des personnes qui se consacrent à l'enseignement. Dix volumes (1860-1870). — Prix : 50 fr. — Pour les abonnés du *Progrès médical*, 40 fr.

DRANSART (H.-N.). Contribution à l'anatomie et à la physiologie pathologiques des tumeurs urineuses et des abcès urineux. In-8° de 32 pages avec 1 figure, 70 cent. — Pour les abonnés, 40 cent.

DU BASTY. De la piqûre des hyménoptères porte-aiguillon. Gr. in-8 de 48 pages. 1 fr. 25. — Pour les abonnés du *Progrès*, 85 cent.

DUPLAY (S.). Leçon sur les périarthrites coxo-fémorales, recueillie par H. DURET. In-8 de 20 pages. 60 cent. — Pour nos abonnés, 40 cent.

DUPLAY. Conférences de clinique chirurgicale, faites aux hôpitaux de Saint-Louis et Saint-Antoine, recueillies et publiées par Duret et Marot, internes des hôpitaux. — In-8 de 180 pages. Prix : 3 fr. 50. — Pour les abonnés du *Progrès*, 2 fr. 50.

DUPUY (L.-E.). Etude sur quelques lésions du mésentère dans les hernies In-8° de 16 pages, 50 cent. — Pour les abonnés. 35 cent.

DURET (H.). Etudes expérimentales et cliniques sur les traumatismes cérébraux. Un volume in-8° de 330 pages, orné de 18 planches doubles en chromo-lithographie et lithographie, et de 39 figures sur bois intercalées dans le texte. Paris, 1878. Premier volume, prix : 15 fr.; pour les abonnés du *Progrès médical*, 10 fr.

EXCHAQUET (T.-H). D'un phénomène sthétoscopique propre à certaines formes d'hypertrophie simple du cœur. Paris. In-8 de 93 pages. — Prix : 2 fr. — Pour les abonnés, 1 fr. 35.

FARABEUF (L.-H.). Réformes à apporter dans l'enseignement pratique de l'anatomie. Gr. in-8 de 28 pages, 75 cent. — Pour les abonnés. 50 cent.

FERRIER. Recherches expérimentales sur la physiologie et la pathologie cérébrales. Traduction avec l'autorisation de l'auteur, par H. DURET, interne des hôpitaux. In-8° de 74 p. avec 11 fig. dans le texte, 2 fr. — Pour nos abonnés. 1 fr. 35.

VERSAILLES, IMPRIMERIE CERF ET FILS, RUE DU PLESSIS, 59.

BIBLIOTHÈQUE R.F. IMPRIMÉS

www.ingramcontent.com/pod-product-compliance
Ingram Content Group UK Ltd.
Pitfield, Milton Keynes, MK11 3LW, UK
UKHW020446180726
13839UKWH00004B/1661